Hashimoto Diät

Kochbuch

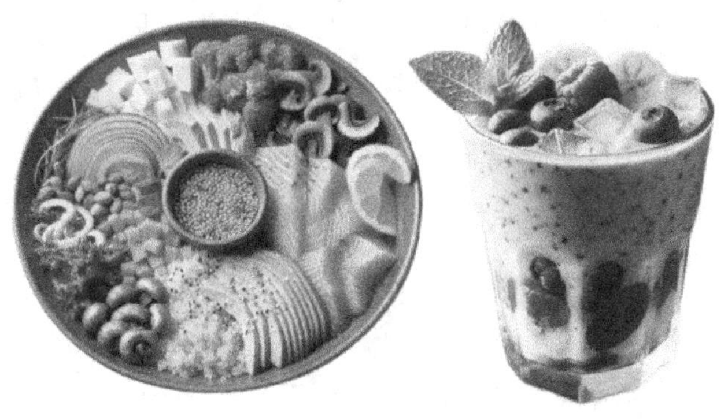

Lanita Cruz

Copyright © 2024 von Lanita Cruz

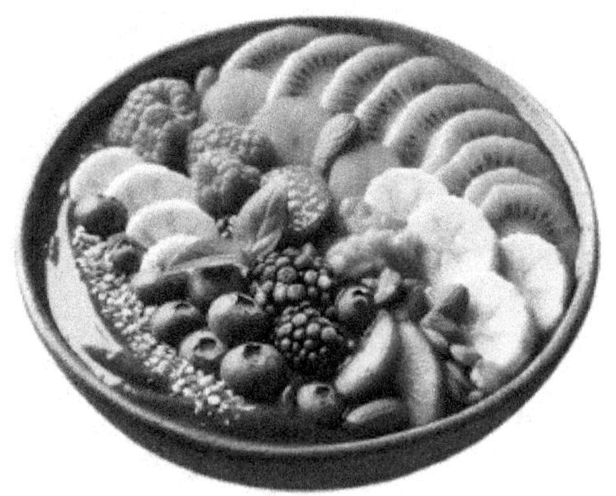

INHALTSVERZEICHNIS

Haftungsausschluss

Die in diesem Kochbuch bereitgestellten Informationen dienen ausschließlich Bildungs- und Informationszwecken. Es ist nicht als Ersatz für professionelle medizinische Beratung, Diagnose oder Behandlung gedacht.

Lassen Sie sich bei Fragen zu einer Erkrankung stets von Ihrem Arzt oder einem anderen qualifizierten Gesundheitsdienstleister beraten.

Die enthaltenen Rezepte und Ernährungsvorschläge basieren auf allgemeinen Grundsätzen und sind möglicherweise nicht für jeden geeignet.

Die individuellen Ernährungsbedürfnisse und Gesundheitszustände variieren und es ist wichtig, dass Sie einen Arzt konsultieren, bevor Sie wesentliche Änderungen an Ihrer Ernährung vornehmen.

Der Autor und der Herausgeber lehnen jede Verantwortung für etwaige Auswirkungen ab, die direkt oder indirekt aus der Nutzung oder dem Missbrauch der in diesem Kochbuch bereitgestellten Informationen resultieren.

Einführung

„Gesundheit ist ein Zustand völliger Harmonie von Körper, Geist und Seele. Wenn man frei von körperlichen Behinderungen und geistigen Ablenkungen ist, öffnen sich die Tore der Seele." - B.K.S. Iyengar

Finden Sie dieses Zitat? Möchten Sie diesen Zustand der Gesundheit und Harmonie in Ihrem Leben erreichen? Leiden Sie unter einer Autoimmunerkrankung, die Ihre Schilddrüse beeinträchtigt und eine Vielzahl von Symptomen verursacht, die Ihr Wohlbefinden beeinträchtigen?

„Hashimoto-Diät-Rezepte-Kochbuch" ist Ihr ultimativer Leitfaden zur Hashimoto-Diät, einem Ernährungsansatz, der Ihnen helfen kann, Ihre Erkrankung in den Griff zu bekommen und Ihre Gesundheit zu verbessern.

Hashimoto-Thyreoiditis ist eine häufige Autoimmunerkrankung, die eine Entzündung und Schädigung der Schilddrüse verursacht, was zu einem niedrigen Schilddrüsenhormonspiegel führt. Dies kann zu Symptomen wie Gewichtszunahme, Müdigkeit,

Haarausfall, trockener Haut, Verstopfung und Kälteempfindlichkeit führen.

Viele Menschen mit Hashimoto sind auf Medikamente angewiesen, um ihre Schilddrüsenfunktion zu regulieren. Diese reichen jedoch möglicherweise nicht aus, um die Grundursache des Problems zu bekämpfen. Untersuchungen zeigen, dass Ernährungs- und Lebensstilfaktoren eine wichtige Rolle bei der Auslösung oder Reduzierung von Entzündungen und Autoimmunreaktionen sowie bei der Unterstützung der Schilddrüsengesundheit spielen können.

Sie sind auf dieser Reise nicht allein. Millionen Menschen auf der ganzen Welt leiden an Hashimoto und viele von ihnen haben durch die Hashimoto-Diät Linderung und Heilung erfahren. Auch Sie können einer von ihnen sein. Alles, was Sie brauchen, sind die richtigen Informationen, die richtige Anleitung und die richtige Motivation.

Genau das soll dieses Buch bieten. Es soll Ihnen dabei helfen, die Verantwortung für Ihre Gesundheit und Ihr Glück zu übernehmen und Ihnen zu zeigen, dass Sie mit

Hashimoto ein langes, gesundes und harmonisches Leben führen können.

Sind Sie bereit, Ihre Heilungsreise mit der Hashimoto-Diät zu beginnen? Beginnen wir mit Kapitel 1.

KAPITEL 1

Prinzipien der Hashimoto-Diät

1. **Nährstoffreiche Vollwertkost**: Betont den Verzehr von frischem Obst, Gemüse, magerem Eiweiß und gesunden Fetten, um wichtige Vitamine und Mineralien für die Gesundheit der Schilddrüse bereitzustellen.

2. **Trigger-Lebensmittel meiden**: Eliminierung potenzieller Auslöser wie häufige Allergene, verarbeitete Lebensmittel und raffinierter Zucker, um Autoimmunreaktionen im Zusammenhang mit der Hashimoto-Thyreoiditis zu bewältigen.

3. **Ausgewogene Makronährstoffe:** Aufrechterhaltung eines harmonischen Verhältnisses von Kohlenhydraten, Proteinen und Fetten, um den Blutzuckerspiegel zu stabilisieren

und den ganzen Tag über für anhaltende Energie zu sorgen.

4. **Ballaststoffreiche Lebensmittel**: Einbeziehung ballaststoffreicher Lebensmittel zur Unterstützung der Verdauungsgesundheit, unter Berücksichtigung der Verbindung zwischen Schilddrüse und Darm.

5. **Achtsames Essen:** Wir ermutigen Sie, darauf zu achten, wie sich bestimmte Lebensmittel auf Ihren Körper auswirken, und fördern so eine tiefere Verbindung zu Lebensmitteln und fundierte Ernährungsentscheidungen.

Diese Prinzipien bilden zusammen einen umfassenden Leitfaden für die Umsetzung der Hashimoto-Diät und bieten eine solide Grundlage für die folgenden Abschnitte dieses Kochbuchs.

Vorteile der Hashimoto-Diät

1. **Reduzierte Entzündung**: Durch die Betonung vollwertiger, nährstoffreicher Lebensmittel und die Eliminierung potenzieller Auslöser zielt die Hashimoto-Diät darauf ab, mit Autoimmunreaktionen verbundene Entzündungen

zu reduzieren, möglicherweise Symptome zu lindern und die allgemeine Gesundheit der Schilddrüse zu unterstützen.

2. **Verbesserte Energieniveaus**: Die ausgewogene Verteilung der Makronährstoffe in der Hashimoto-Diät hilft, den Blutzuckerspiegel zu stabilisieren und Energiespitzen und -abfälle zu verhindern. Dies trägt zu einer anhaltenden Energieversorgung den ganzen Tag über bei, ein entscheidender Faktor für Menschen mit Schilddrüsenerkrankungen.

3. **Verbesserte Verdauungsgesundheit**: Die Aufnahme ballaststoffreicher Lebensmittel unterstützt ein gesundes Verdauungssystem und erkennt den Zusammenhang zwischen Darmgesundheit und Schilddrüsenfunktion an. Dies kann zu einer verbesserten Nährstoffaufnahme und dem allgemeinen Wohlbefinden beitragen.

4. **Optimierte Nährstoffaufnahme**: Durch die Konzentration auf nährstoffreiche Lebensmittel stellt die Einhaltung der Hashimoto-Diät sicher, dass Sie wichtige Vitamine und Mineralien erhalten, die für die Schilddrüsenfunktion wichtig

sind. Dieser Ansatz unterstützt die allgemeine Ernährungsadäquanz.

5. **Unterstützung beim Gewichtsmanagement**: Der ausgewogene Umgang mit Makronährstoffen und die Betonung vollwertiger Lebensmittel können zur Gewichtskontrolle beitragen.

6. **Geist-Körper-Verbindung**: Das Prinzip des achtsamen Essens fördert ein geschärftes Bewusstsein für die Wirkung von Lebensmitteln auf den Körper. Diese Achtsamkeit fördert eine positive Beziehung zum Essen und befähigt Sie, Entscheidungen zu treffen, die Ihren Gesundheitszielen entsprechen.

Lebensmittel zum Essen

Schlanke Proteine: Fügen Sie magere Proteinoptionen wie Geflügel, Fisch, Tofu und Hülsenfrüchte hinzu. Diese liefern essentielle Aminosäuren, die für die Schilddrüsenfunktion notwendig sind, ohne die zusätzliche Belastung durch übermäßige gesättigte Fette.

Buntes Gemüse: Gönnen Sie sich eine Auswahl an farbenfrohem Gemüse, das reich an Antioxidantien und

Nährstoffen ist. Brokkoli, Grünkohl, Spinat und Karotten sind eine ausgezeichnete Wahl, da sie die allgemeine Gesundheit unterstützen und wichtige Vitamine für die Schilddrüsenfunktion liefern.

Vollkorn: Wählen Sie Vollkornprodukte wie Quinoa, braunen Reis und Hafer. Diese komplexen Kohlenhydrate sorgen für eine nachhaltige Energiefreisetzung und helfen dabei, den Blutzuckerspiegel zu stabilisieren und Energieschwankungen vorzubeugen.

Gesunde Fette: Integrieren Sie gesunde Fette aus Avocados, Samen, Nüssen und Olivenöl. Diese Fette sind für die Hormonproduktion und die Aufnahme fettlöslicher Vitamine unerlässlich und unterstützen die allgemeine Gesundheit der Schilddrüse.

Beeren und Früchte: Genießen Sie eine Vielzahl von Beeren und Früchten aufgrund ihrer antioxidativen Eigenschaften und ihres hohen Vitamingehalts. Vor allem Beeren sind reich an Ballaststoffen, unterstützen die Verdauung und fördern die Darmgesundheit.

Milchprodukte oder Milchalternativen: Wählen Sie Milchprodukte oder mit Vitamin D und Kalzium angereicherte Milchalternativen. Diese Nährstoffe sind für die Knochengesundheit von entscheidender Bedeutung, und die Erhaltung starker Knochen ist besonders wichtig für Menschen mit Hashimoto-Thyreoiditis.

Meeresfrüchte für Omega-3-Fettsäuren: Integrieren Sie fetten Fisch wie Lachs und Makrele wegen ihrer Omega-3-Fettsäuren. Diese essentiellen Fette haben entzündungshemmende Eigenschaften und tragen möglicherweise dazu bei, Entzündungen im Zusammenhang mit Autoimmunerkrankungen zu reduzieren.

Kräuter und Gewürze: Experimentieren Sie mit Kräutern und Gewürzen wie Kurkuma, Ingwer und Zimt. Diese verleihen Ihren Mahlzeiten nicht nur Geschmack, sondern bieten auch entzündungshemmende und antioxidative Vorteile.

Lebensmittel zu vermeiden

Glutenhaltiges Getreide: Reduzieren oder eliminieren Sie glutenhaltige Getreidearten wie Weizen, Gerste und Roggen. Gluten kann zu Entzündungen beitragen und für manche Menschen mit Hashimoto-Thyreoiditis problematisch sein.

Verarbeitete Lebensmittel: Beschränken Sie den Verzehr verarbeiteter Lebensmittel, die oft Zusatzstoffe, Konservierungsstoffe und ungesunde Fette enthalten. Diese können zu Entzündungen beitragen und sich negativ auf die Gesundheit der Schilddrüse auswirken.

Übermäßiger Zucker: Reduzieren Sie den Konsum von raffiniertem Zucker und zuckerhaltigen Getränken. Eine hohe Zuckeraufnahme kann zu Blutzuckerspitzen und -abfällen führen, was sich negativ auf das Energieniveau auswirkt und möglicherweise die Schilddrüsensymptome verschlimmert.

Sojaprodukte: Mäßigen Sie den Verzehr von Sojaprodukten, da diese Verbindungen enthalten, die die Aufnahme von Schilddrüsenhormonen beeinträchtigen können. Allerdings können kleine Mengen richtig zubereiteten Sojas von manchen Personen gut vertragen werden.

Kreuzblütler im Übermaß: Obwohl diese Gemüsesorten reich an Nährstoffen sind, kann der Verzehr großer Mengen von Kreuzblütengewächsen wie Brokkoli, Kohl und Rosenkohl Auswirkungen auf die Jodaufnahme und die Schilddrüsenfunktion haben. Kochen kann helfen, diesen Effekt abzumildern.

Molkerei: Erwägen Sie die Reduzierung oder den Verzicht auf Milchprodukte und achten Sie auf etwaige Nebenwirkungen. Entscheiden Sie sich bei Bedarf für Milchalternativen.

Verarbeitetes Fleisch: Minimieren Sie den Verzehr von verarbeitetem Fleisch wie Würstchen und Speck, da diese oft Konservierungsstoffe und Zusatzstoffe enthalten, die zu Entzündungen beitragen können.

Lebensmittel mit hohem Jodgehalt (im Übermaß): Obwohl Jod für die Schilddrüsenfunktion unerlässlich ist, kann eine übermäßige Einnahme schädlich sein. Vermeiden Sie den übermäßigen Verzehr jodreicher Lebensmittel wie Algen und Jodsalz. Ausgewogenheit ist der Schlüssel.

Alkohol und Koffein (im Übermaß): Begrenzen Sie den Alkohol- und Koffeinkonsum, da übermäßiger Konsum die Schilddrüsenfunktion beeinträchtigen und die Symptome verschlimmern kann. Entscheiden Sie sich in beiden Fällen für Moderation.

Umfassende Einkaufsliste für die Hashimoto-Diät

Proteine:

- Geflügel ohne Haut (Huhn, Truthahn)
- Fisch (Lachs, Makrele, Thunfisch)
- Tofu und Tempeh
- Hülsenfrüchte (Linsen, Kichererbsen, schwarze Bohnen)

Gemüse:

- Blattgemüse (Spinat, Grünkohl, Mangold)
- Kreuzblütlergemüse (Brokkoli, Blumenkohl, Rosenkohl)
- Buntes Gemüse (Paprika, Karotten, Tomaten)
- Avocado

Vollkorn:

- Quinoa

- brauner Reis

- Hafer

- Buchweizen

Gesunde Fette:

- Avocado

- Nüsse (Mandeln, Walnüsse)

- Samen (Leinsamen, Chiasamen)

- Olivenöl

Beeren und Früchte:

- Blaubeeren, Erdbeeren, Himbeeren

- Äpfel, Birnen, Bananen

- Zitrusfrüchte (Orangen, Grapefruits)

- **Milchprodukte oder Milchalternativen**:

- Griechischer Joghurt (oder milchfreie Alternativen)

- Mit Vitamin D angereicherte Milch

- Käse (in Maßen, sofern vertragen)

Meeresfrüchte für Omega-3-Fettsäuren:

- Lachs

- Makrele

- Sardinen

Kräuter und Gewürze:

- Kurkuma

- Ingwer

- Zimt

- Frische Kräuter (Petersilie, Koriander, Basilikum)

Glutenfreie Körner:

- Glutenfreier Hafer

- Quinoa

- Buchweizen

- Braunes Reismehl

KAPITEL 2

Frühstücksrezepte für die Hashimoto-Diät

Frühstücksmuffins mit Gemüse und Putenwurst

- **Vorbereitungszeit**: 15 Minuten
- **Dient**: 4

Zutaten:

- 1 Pfund magere Putenwurst
- 1 Tasse Paprika, gewürfelt
- 1 Tasse Spinat, gehackt
- 1/2 Tasse Kirschtomaten, halbiert
- 1/4 Tasse rote Zwiebel, fein gehackt
- 6 große Eier
- 1/2 Tasse ungesüßte Mandelmilch
- Salz und Pfeffer nach Geschmack

- Kochspray

Nährwert-Information: Kalorien: 230 | Protein: 23g | Fett: 12g | Kohlenhydrate: 8g | Ballaststoffe: 2g

Anweisungen:

1. Heizen Sie den Ofen auf 190 °C (375 °F) vor und fetten Sie eine Muffinform mit Kochspray ein.

2. In einer Pfanne bei mittlerer Hitze die Putenwurst braten, bis sie braun und durchgegart ist, und überschüssiges Fett entfernen.

3. Paprika, Spinat, Kirschtomaten und rote Zwiebeln in die Pfanne geben und anbraten, bis das Gemüse weich ist.

4. Eier, Mandelmilch, Salz und Pfeffer in einer Schüssel verquirlen.

5. Die Putenwurst-Gemüse-Mischung gleichmäßig in die Muffinform verteilen.

6. Gießen Sie die Eiermischung über das Gemüse und die Wurst in jede Muffinform.

7. 15–20 Minuten backen oder bis die Eier fest und perfekt sind.

8. Lassen Sie die Muffins einige Minuten abkühlen, bevor Sie sie aus der Form nehmen.

Serviervorschläge:

- Servieren Sie diese herzhaften Muffins mit einer Beilage frischer Salsa oder Avocadoscheiben für zusätzlichen Geschmack. Genießen Sie sie als gesundes Frühstück oder packen Sie sie als praktischen Snack für unterwegs ein.

Eier mit sautierten Schalotten und Gemüse

- **Vorbereitungszeit:** 10 Minuten
- **Dient:** 2

Zutaten:

- 4 große Eier
- 1 Tasse gemischtes Gemüse (Spinat, Grünkohl oder Mangold)
- 2 Schalotten, fein geschnitten
- 2 Esslöffel Olivenöl

- Salz und Pfeffer nach Geschmack

- Optional: Feta-Käse zum Garnieren

Nährwert-Information: Kalorien: 220 | Protein: 12g | Fett: 16g | Kohlenhydrate: 6g | Ballaststoffe: 2g

Anweisungen:

1. Olivenöl in einer Pfanne bei mittlerer Hitze erhitzen, dann Schalottenscheiben hinzufügen und anbraten, bis es goldbraun wird.

2. Das gemischte Gemüse in die Pfanne geben und kochen, bis es zusammenfällt, mit Salz und Pfeffer würzen.

3. Machen Sie vier Mulden in das Gemüse und schlagen Sie in jede Mulde ein Ei auf.

4. Decken Sie die Pfanne ab und kochen Sie, bis das Eiweiß fest ist, das Eigelb aber noch flüssig ist, oder bis der gewünschte Gargrad erreicht ist.

5. Geben Sie das Gemüse und die Eier vorsichtig auf Servierteller.

6. Nach Belieben mit zerkrümeltem Feta-Käse und bei Bedarf mit zusätzlichem Salz und Pfeffer garnieren.

Serviervorschläge: Kombinieren Sie dieses Gericht mit Vollkorntoast oder einer Scheibe glutenfreiem Brot für ein sättigendes und nahrhaftes Frühstück. Erwägen Sie die Zugabe von geschnittener Avocado für zusätzliche Cremigkeit und einen Schub an gesunden Fetten.

Kokoscremeschale mit frischen Beeren

- **Vorbereitungszeit**: 10 Minuten

- **Dient**: 2

Zutaten:

- 1 Dose (13,5 oz) Kokosmilch, gekühlt

- 1 Teelöffel Vanilleextrakt

- 2 Esslöffel Honig oder Ahornsirup

- 1 Tasse frische gemischte Beeren (Erdbeeren, Blaubeeren oder Himbeeren)

- 2 Esslöffel Kokosraspeln

- Minzblätter zum Garnieren

Nährwert-Information: Kalorien: 280 | Protein: 2g | Fett: 25g | Kohlenhydrate: 15g | Ballaststoffe: 3g

Anweisungen:

1. Füllen Sie die feste Kokoscreme aus der gekühlten Dose in eine Schüssel und lassen Sie die Flüssigkeit zurück.

2. Vanilleextrakt und Honig (oder Ahornsirup) zur Kokoscreme geben und verrühren, bis eine glatte, cremige Masse entsteht.

3. Die Kokoscreme auf Servierschüsseln verteilen.

4. Mit frisch gemischten Beeren und Kokosraspeln belegen.

5. Für einen Hauch von Frische mit Minzblättern garnieren.

Serviervorschläge:

- Verstärken Sie den Geschmack, indem Sie eine Handvoll gehackte Nüsse, wie Mandeln oder Macadamias, über die Schüssel mit Kokoscreme streuen. Fügen Sie für noch mehr Knusprigkeit glutenfreies Müsli oder Samen wie Chia- oder Leinsamen hinzu. Genießen Sie diesen köstlichen und erfrischenden Kokosnussgenuss als leichtes und nahrhaftes Frühstück.

Gnocchi mit Rucola-Pesto

- **Vorbereitungszeit**: 20 Minuten

- **Portionen: 2**

Zutaten:

- 1 Pfund im Laden gekaufte oder hausgemachte glutenfreie Gnocchi

- 2 Tassen frischer Rucola

- 1/4 Tasse Pinienkerne

- 1/4 Tasse Nährhefe

- 1 Knoblauchzehe, gehackt

- 1/2 Tasse natives Olivenöl extra

- Salz und Pfeffer nach Geschmack

- Optional: Kirschtomaten zum Garnieren

Nährwert-Information: Kalorien: 520 | Protein: 8g | Fett: 42g | Kohlenhydrate: 33g | Faser: 4g

Anweisungen:

1. Die glutenfreien Gnocchi nach Packungsanleitung kochen, abgießen und beiseite stellen.

2. Rucola, Pinienkerne, Nährhefe und gehackten Knoblauch in einer Küchenmaschine vermischen.

3. Die Zutaten zerkleinern und dabei nach und nach Olivenöl hinzufügen, bis eine glatte Pesto-Konsistenz entsteht. Mit Salz und Pfeffer würzen.

4. Die gekochten Gnocchi im Rucola-Pesto wenden, bis sie gut bedeckt sind.

5. Für einen Hauch von Farbe und Frische mit halbierten Kirschtomaten garnieren.

Serviervorschläge:

- Streuen Sie für zusätzlichen Geschmack zusätzlich Nährhefe oder geriebenen Parmesan darüber. Servieren Sie dieses Gnocchi-Gericht als köstliche und unkonventionelle Frühstücksoption oder als schnellen und geschmackvollen Brunch.

Brunnenkressesalat mit Hähnchenbrust

- **Vorbereitungszeit:** 15 Minuten
- **Dient**: 2

Zutaten:

- 2 Hähnchenbrüste ohne Knochen und Haut
- 4 Tassen Brunnenkresse, gewaschen und geputzt
- 1 Tasse Kirschtomaten, halbiert
- 1/2 Gurke, in Scheiben geschnitten
- 1/4 Tasse rote Zwiebel, in dünne Scheiben geschnitten
- 1/4 Tasse Feta-Käse, zerbröckelt

- 2 Esslöffel natives Olivenöl extra

- 1 Esslöffel Balsamico-Essig

- Salz und Pfeffer nach Geschmack

Nährwert-Information: Kalorien: 380 | Protein: 30g | Fett: 20g | Kohlenhydrate: 15g | Faser: 4g

Anweisungen:

1. Hähnchenbrust mit Salz und Pfeffer würzen, grillen oder in der Pfanne anbraten, bis sie vollständig gegart sind, und dann in dünne Streifen schneiden.

2. Brunnenkresse, Kirschtomaten, Gurke, rote Zwiebel und Hähnchenscheiben in einer großen Schüssel vermischen.

3. Olivenöl und Balsamico-Essig in einer kleinen Schüssel verrühren, mit Salz und Pfeffer würzen.

4. Das Dressing über den Salat träufeln und verrühren, bis er gut bedeckt ist.

5. Den Salat mit zerbröckeltem Feta-Käse belegen.

Serviervorschläge:

- Für noch mehr Knusprigkeit können Sie eine Handvoll geröstete Nüsse wie Mandeln oder Walnüsse hinzufügen. Dieser Salat eignet sich perfekt für ein proteinreiches Frühstück und sorgt für einen erfrischenden und nährstoffreichen Start in den Tag.

Grünkohl, Kimchi und Applegate-Frühstückswürste

- **Vorbereitungszeit:** 15 Minuten

- **Portionen: 2**

Zutaten:

- 4 Applegate-Frühstückswürste

- 2 Tassen Grünkohl, gehackt

- 1 Tasse Kimchi, abgetropft und gehackt

- 2 Esslöffel Sesamöl

- 1 Teelöffel Sojasauce oder Tamari

- 2 Eier (optional)

- Sesamsamen zum Garnieren

- Frühlingszwiebeln, in Scheiben geschnitten, zum Garnieren

Nährwert-Information: Kalorien: 430 | Protein: 18g | Fett: 35g | Kohlenhydrate: 10g | Ballaststoffe: 3g

Anweisungen:

1. In einer Pfanne bei mittlerer Hitze die Applegate-Frühstückswürste gemäß den Packungsanweisungen kochen. Nach dem Garen in mundgerechte Stücke schneiden.
2. Fügen Sie Sesamöl hinzu und braten Sie den gehackten Grünkohl in derselben Pfanne an, bis er zusammenfällt.
3. Kimchi in die Pfanne geben und weitere 2-3 Minuten kochen lassen.
4. Die geschnittenen Frühstückswürste dazugeben und mit Sojasauce beträufeln, verrühren, bis alles gut vermischt ist.
5. Wenn Sie möchten, können Sie in derselben Pfanne nach Belieben Eier kochen – Rühreier, Spiegeleier oder pochierte Eier.

6. Servieren Sie die Mischung aus Grünkohl, Kimchi und Wurst über den Eiern (falls verwendet).

7. Mit Sesamkörnern und geschnittenen Frühlingszwiebeln dekorieren.

Serviervorschläge:

- Kombinieren Sie dieses schmackhafte Gericht mit einer Beilage gedünstetem Reis oder Blumenkohlreis für ein komplettes und sättigendes Frühstück. Die Kombination aus herzhaften Würstchen, nährstoffreichem Grünkohl und würzigem Kimchi ergibt eine einzigartige und köstliche Morgenmahlzeit.

Glutenfreier Hafer mit wilden Blaubeeren

- **Vorbereitungszeit:** 10 Minuten

- **Dient**: 2

Zutaten:

- 1 Tasse glutenfreie Haferflocken

- 2 Tassen Mandelmilch (oder eine beliebige Milch Ihrer Wahl)

- 1 Tasse wilde Blaubeeren (frisch oder gefroren)

- 2 Esslöffel Ahornsirup

- 1/4 Tasse gehackte Nüsse (Walnüsse oder Mandeln)

- Optional: Chiasamen für zusätzliche Textur

Nährwert-Information: Kalorien: 320 | Protein: 8g | Fett: 10g | Kohlenhydrate: 52g | Faser: 8g

Anweisungen:

1. Glutenfreie Haferflocken und Mandelmilch in einem Topf vermischen.
2. Bei mittlerer Hitze unter gelegentlichem Rühren kochen, bis die Haferflocken weich sind und die Mischung eindickt.
3. Nach dem Garen vom Herd nehmen und etwas abkühlen lassen.
4. Waldblaubeeren, Ahornsirup und gehackte Nüsse unterrühren.
5. Fügen Sie optional eine Prise Chiasamen hinzu, um die Konsistenz und den Nährwert zu erhöhen.
6. Warm in Schüsseln servieren.

Serviervorschläge:

- Garnieren Sie die Haferflocken mit zusätzlichen frischen Blaubeeren und etwas Mandelbutter für zusätzlichen Geschmack. Dieses einfache und gesunde Frühstück sorgt für einen wohltuenden und nahrhaften Start in den Tag.

Mittagsrezepte für die Hashimoto-Diät
Spaghettikürbis mit Fleischbällchen und Tomatensauce

- **Vorbereitungszeit:** 30 Minuten
- **Dient:** 4

Zutaten:

- 1 mittelgroßer Spaghettikürbis
- 1 Pfund gemahlener Truthahn
- 1/4 Tasse Mandelmehl
- 1/4 Tasse geriebener Parmesankäse
- 1 Ei
- 2 Tassen Tomatensauce (ungesüßt)
- 1 Teelöffel getrockneter Oregano
- 1 Teelöffel getrocknetes Basilikum
- Salz und Pfeffer nach Geschmack
- Frische Petersilie zum Garnieren

Nährwert-Information: Kalorien: 320 | Protein: 25g | Fett: 15g | Kohlenhydrate: 20g | Ballaststoffe: 5g

Anweisungen:

1. Heizen Sie den Backofen auf 375 °F (190 °C) vor.

2. Den Spaghettikürbis der Länge nach halbieren, die Kerne herauslöffeln und die Hälften mit der Schnittseite nach unten auf ein Backblech legen.

3. Backen Sie den Spaghettikürbis 25 bis 30 Minuten lang oder bis sich das Fruchtfleisch leicht mit einer Gabel durchstechen lässt. Kratzen Sie dann die Stränge mit einer Gabel ab, um „Spaghetti" zu erhalten.

4. Während der Kürbis backt, vermischen Sie gemahlenen Truthahn, Mandelmehl, Parmesankäse, Ei, getrockneten Oregano, getrocknetes Basilikum, Salz und Pfeffer in einer Schüssel. Zu Fleischbällchen formen.

5. Die Fleischbällchen in einer Pfanne bei mittlerer Hitze von allen Seiten anbraten.

6. Tomatensauce über die Fleischbällchen gießen und 15–20 Minuten köcheln lassen, bis die Fleischbällchen gar sind.

7. Die Fleischbällchen und die Soße über den Spaghettikürbis-Strängen servieren.

8. Mit frischer Petersilie garnieren.

Serviervorschläge:

- Streuen Sie für zusätzlichen Geschmack zusätzlichen Parmesankäse darüber. Dazu passt gedünsteter Brokkoli oder ein einfacher grüner Salat. Dieses Gericht bietet eine sättigende und glutenfreie Alternative zu herkömmlichen Spaghetti und Fleischbällchen.

Taco-Salat mit Hackfleisch

- **Vorbereitungszeit:** 20 Minuten
- **Dient**: 4

Zutaten:

- 1 Pfund mageres Rinderhackfleisch
- 1 Päckchen Taco-Gewürz (ohne Zusatzstoffe)
- 1 Tasse schwarze Bohnen (abgetropft und abgespült)
- 1 Tasse Kirschtomaten, halbiert

- 1 Tasse Maiskörner (gefroren oder frisch, aufgetaut)

- 1 Avocado, gewürfelt

- 1/2 rote Zwiebel, fein gehackt

- 4 Tassen gemischter Salat

- 1/2 Tasse Koriander, gehackt

- 1/4 Tasse Limettensaft

- 2 Esslöffel Olivenöl

- Salz und Pfeffer nach Geschmack

- Optional: Salsa und griechischer Naturjoghurt als Topping

Nährwert-Information: Kalorien: 380 | Protein: 22g | Fett: 20g | Kohlenhydrate: 30g | Faser: 8g

Anweisungen:

1. In einer Pfanne bei mittlerer Hitze das magere Hackfleisch anbraten, bis es braun ist, überschüssiges Fett abtropfen lassen.

2. Übernehmen Taco-Gewürz und schwarze Bohnen zum Rindfleisch geben und dabei die Gewürzpackungsanleitung befolgen.

3. Kirschtomaten, Mais, gewürfelte Avocado, rote Zwiebeln, Salatblätter und Koriander in einer großen Schüssel vermischen.

4. Limettensaft, Olivenöl, Salz und Pfeffer in einer kleinen Schüssel verrühren, um das Dressing herzustellen.

5. Geben Sie die gewürzte Mischung aus Rindfleisch und schwarzen Bohnen in die Salatschüssel.

6. Das Limettendressing über den Salat träufeln und vorsichtig vermischen.

7. Servieren Sie den Taco-Salat in einzelnen Schüsseln, garniert mit Salsa und einem Klecks griechischem Naturjoghurt, falls gewünscht.

Serviervorschläge:

- Für den Crunch eine Handvoll glutenfreie Tortillachips hinzufügen oder mit zerkleinerten Tortillastreifen belegen. Passen Sie es mit Ihren Lieblings-Taco-Toppings wie geriebenem Käse oder Jalapeños an. Dieser lebendige und sättigende Taco-Salat ist eine geschmackvolle und ausgewogene Option zum Mittagessen.

Mediterrane Quinoa-Bowl

- **Vorbereitungszeit:** 25 Minuten

- **Serves:** 4

Zutaten:

- 1 Tasse Quinoa, abgespült

- 2 Tassen Wasser

- 1 Tasse Kirschtomaten, halbiert

- 1 Gurke, gewürfelt

- 1 Tasse Kalamata-Oliven (entkernt und in Scheiben geschnitten)

- 1/2 rote Zwiebel, fein gehackt

- 1 Tasse zerbröckelter Feta-Käse

- 1/4 Tasse natives Olivenöl extra

- 2 Esslöffel Rotweinessig

- 1 Teelöffel getrockneter Oregano

- Salz und Pfeffer nach Geschmack

- Frische Petersilie zum Garnieren

Nährwert-Information: Kalorien: 380 | Protein: 12g | Fett: 24g | Kohlenhydrate: 32g | Ballaststoffe: 5g

Anweisungen:

1. Quinoa und Wasser in einem mittelgroßen Topf vermischen. Zum Kochen bringen, Hitze reduzieren, abdecken und 15 Minuten köcheln lassen, bis das Wasser aufgesogen ist.

2. Den gekochten Quinoa mit einer Gabel auflockern und auf Zimmertemperatur abkühlen lassen.

3. Quinoa, Kirschtomaten, Gurken, Kalamata-Oliven, rote Zwiebeln und Feta-Käse in einer großen Schüssel vermischen.

4. Für das Dressing Olivenöl, Rotweinessig, getrockneten Oregano, Salz und Pfeffer in einer kleinen Schüssel verrühren.

5. Gießen Sie das Dressing über die Quinoa-Mischung und schwenken Sie es vorsichtig, um es gleichmäßig zu verteilen.

6. Vor dem Servieren mit frischer Petersilie garnieren.

Serviervorschläge:

- Belegen Sie die mediterrane Quinoa-Schüssel mit gegrilltem Hähnchen oder Kichererbsen für zusätzliches Protein. Genießen Sie diese nährstoffreiche Schüssel als erfrischendes und gesundes Mittagessen.

Gemüse-Bohnen-Chili

- **Vorbereitungszeit**: 30 Minuten

- **Dient**: 6

Zutaten:

- 1 Esslöffel Olivenöl

- 1 Zwiebel, gewürfelt

- 2 Paprika (jede Farbe), gewürfelt

- 2 Karotten, gewürfelt

- 3 Knoblauchzehen, gehackt

- 1 Zucchini, gewürfelt

- 1 Dose (15 oz) schwarze Bohnen (abgetropft und abgespült)

- 1 Dose (15 oz) Kidneybohnen (abgetropft und abgespült)

- 1 Dose (15 oz) gewürfelte Tomaten

- 1 Tasse Maiskörner (gefroren oder frisch, aufgetaut)

- 3 Tassen Gemüsebrühe

- 2 Esslöffel Chilipulver

- 1 Teelöffel Kreuzkümmel

- 1 Teelöffel Paprika

- Salz und Pfeffer nach Geschmack

- Frischer Koriander zum Garnieren

- Optionale Beläge: Avocado, Limettenspalten, griechischer Naturjoghurt

Nährwert-Information: Kalorien: 250 | Protein: 9g | Fett: 5g | Kohlenhydrate: 45g | Faser: 12g

Anweisungen:

1. Olivenöl bei mittlerer Hitze in einem großen Topf erhitzen, gewürfelte Zwiebeln, Paprika und

Karotten hinzufügen und anbraten, bis sie weich sind.

2. Gehackten Knoblauch und gewürfelte Zucchini hinzufügen und weitere 2-3 Minuten kochen lassen.

3. Schwarze Bohnen, Tomatenwürfel, Kidneybohnen und Mais unterrühren.

4. Gemüsebrühe angießen, Chilipulver, Kreuzkümmel, Paprika, Salz und Pfeffer hinzufügen und gut umrühren.

5. Bringen Sie das Chili zum Köcheln, reduzieren Sie dann die Hitze und lassen Sie es 20–25 Minuten kochen, damit sich die Aromen vermischen.

6. Je nach Geschmack würzen. Wenn das Chili zu dick ist, nach Bedarf noch mehr Gemüsebrühe hinzufügen.

7. Heiß servieren, garniert mit frischem Koriander und optionalen Toppings.

Serviervorschläge:

- Belegen Sie das Gemüse-Bohnen-Chili mit geschnittener Avocado, einem Spritzer Limettensaft und einem Klecks griechischem Naturjoghurt. Genießen Sie dieses herzhafte und nahrhafte Chili pur oder über einem Bett aus braunem Reis oder Quinoa.

Butternusskürbis-Grünkohl-Suppe

- **Vorbereitungszeit**: 40 Minuten
- **Dient**: 6

Zutaten:

- 1 Butternusskürbis (geschält, entkernt und gewürfelt)
- 1 Bund Grünkohl, Stiele entfernt und Blätter gehackt
- 1 Zwiebel, gewürfelt
- 2 Karotten, geschält und gehackt
- 3 Knoblauchzehen, gehackt
- 6 Tassen Gemüsebrühe
- 1 Teelöffel gemahlener Kreuzkümmel
- 1/2 Teelöffel gemahlener Zimt
- 1/4 Teelöffel Muskatnuss

- Salz und Pfeffer nach Geschmack

- 2 Esslöffel Olivenöl

- Optional: Kürbiskerne zum Garnieren

Nährwert-Information: Kalorien: 180 | Protein: 3g | Fett: 5g | Kohlenhydrate: 35g | Faser: 6g

Anweisungen:

1. In einem großen Topf Olivenöl bei mittlerer Hitze erhitzen, gewürfelte Zwiebeln hinzufügen und glasig dünsten.

2. Gehackten Knoblauch, gehackte Karotten und Butternusskürbis hinzufügen und 5–7 Minuten anbraten, bis das Gemüse weich wird.

3. Mit Gemüsebrühe aufgießen und zum Kochen bringen, Hitze reduzieren und köcheln lassen, bis der Kürbis weich ist.

4. Verwenden Sie einen Stabmixer, um die Suppe zu mixen, bis eine glatte Konsistenz erreicht ist. Alternativ portionsweise in einen Mixer geben, glatt rühren und zurück in den Topf geben.

5. Gemahlenen Kreuzkümmel, Muskatnuss, gemahlenen Zimt, Salz und Pfeffer unterrühren.

6. Gehackten Grünkohl in die Suppe geben und köcheln lassen, bis der Grünkohl zusammengefallen und zart ist.

7. Je nach Geschmack würzen und heiß servieren, auf Wunsch mit Kürbiskernen garniert.

Serviervorschläge:

- Kombinieren Sie diese wohltuende Suppe mit einer Scheibe glutenfreiem Brot oder einer Beilage Quinoa für ein gesundes und sättigendes Mittagessen. Die Kombination aus Butternusskürbis und Grünkohl sorgt für eine nährstoffreiche und geschmackvolle Mahlzeit.

Gebratener Lachs mit Spargel und Zitrone

- **Vorbereitungszeit:** 25 Minuten

- **Dient:** 4

Zutaten:

- 4 Lachsfilets

- 1 Bund Spargel, geputzt

- 1 Zitrone, in dünne Scheiben geschnitten

- 3 Esslöffel Olivenöl

- 2 Knoblauchzehen, gehackt

- 1 Teelöffel getrockneter Dill

- Salz und Pfeffer nach Geschmack

- Frische Petersilie zum Garnieren

Nährwert-Information: Kalorien: 320 | Protein: 28g | Fett: 20g | Kohlenhydrate: 8g | Faser: 4g

Anweisungen:

1. Heizen Sie den Ofen auf 400 °F (200 °C) vor.
2. Lachsfilets auf ein mit Backpapier ausgelegtes Backblech legen.
3. Den geschnittenen Spargel um die Lachsfilets verteilen.
4. Olivenöl, gehackten Knoblauch, getrockneten Dill, Salz und Pfeffer in einer kleinen Schüssel verquirlen.

5. Lachs und Spargel mit der Olivenölmischung bestreichen, Zitronenscheiben auf den Lachs legen.

6. Im vorgeheizten Ofen 15–18 Minuten mit einer Gabel rösten, bis der Lachs leicht zerfällt.

7. Vor dem Servieren mit frischer Petersilie garnieren.

Serviervorschläge:

- Servieren Sie den gebratenen Lachs und den Spargel auf einem Bett aus Quinoa oder Wildreis für eine vollständige und nahrhafte Mahlzeit. Drücken Sie für einen Frischekick zusätzlichen Zitronensaft über den Lachs. Dieses einfache und elegante Gericht ist reich an Omega-3-Fettsäuren und eignet sich hervorragend als Mittagessen.

Rucola-, Birnen- und Rübensalat mit Mandeln

- **Vorbereitungszeit:** 15 Minuten

- **Dient:** 4

Zutaten:

- 6 Tassen Rucola

- 2 reife Birnen, in dünne Scheiben geschnitten

- 1 Tasse gekochte und geschnittene Rüben (frisch oder aus der Dose)

- 1/2 Tasse gehobelte Mandeln, geröstet

- 1/4 Tasse zerbröselter Ziegenkäse (optional)

- 2 Esslöffel Balsamico-Essig

- 3 Esslöffel natives Olivenöl extra

- 1 Teelöffel Honig

- Salz und Pfeffer nach Geschmack

Nährwert-Information: Kalorien: 220 | Protein: 5g | Fett: 15g | Kohlenhydrate: 20g | Ballaststoffe: 5g

Anweisungen:

1. Rucola, dünn geschnittene Birnen, geschnittene Rüben und geröstete Mandelblättchen in einer großen Salatschüssel vermischen.

2. Streuen Sie ggf. zerbröselten Ziegenkäse über den Salat.

3. Balsamico-Essig, Olivenöl, Honig, Salz und Pfeffer in einer kleinen Schüssel verrühren, um das Dressing herzustellen.

4. Das Dressing über den Salat träufeln und vorsichtig umrühren, damit es gleichmäßig bedeckt ist.

5. Sofort servieren und darauf achten, dass jede Portion eine ausgewogene Kombination aus Rucola, Birnen, Rüben und Mandeln enthält.

Serviervorschläge:

- Kombinieren Sie diesen lebendigen Salat mit einem Protein Ihrer Wahl, wie zum Beispiel gegrilltem Hähnchen oder Kichererbsen, um ein komplettes und sättigendes Mittagessen zu erhalten. Die Süße der Birnen ergänzt den erdigen Geschmack der Rüben und sorgt so für ein erfrischendes und nährstoffreiches Gericht.

Abendessenrezepte für die Hashimoto-Diät

Blattpfanne-Limetten-Garnelen-Fajitas

- **Vorbereitungszeit**: 20 Minuten
- **Dient**: 4

Zutaten:

- 1 Pfund große Garnelen, geschält und entdarmt
- 1 rote Paprika, in dünne Scheiben geschnitten
- 1 gelbe Paprika, in dünne Scheiben geschnitten
- 1 grüne Paprika, in dünne Scheiben geschnitten
- 1 rote Zwiebel, in dünne Scheiben geschnitten
- 2 Esslöffel Olivenöl
- 1 Teelöffel gemahlener Kreuzkümmel
- 1 Teelöffel Chilipulver
- 1/2 Teelöffel geräuchertes Paprikapulver
- 1/2 Teelöffel Knoblauchpulver

- Saft von 2 Limetten

- Salz und Pfeffer nach Geschmack

- Frischer Koriander zum Garnieren

- Mehl- oder Maistortillas zum Servieren

Nährwert-Information: Kalorien: 220 | Protein: 25g | Fett: 8g | Kohlenhydrate: 12g | Ballaststoffe: 3g

Anweisungen:

1. Heizen Sie den Ofen auf 400 °F (200 °C) vor.

2. Garnelen, geschnittene Paprikaschoten und geschnittene rote Zwiebeln in einer großen Schüssel vermischen.

3. Olivenöl, gemahlenen Kreuzkümmel, Chilipulver, geräuchertes Paprikapulver, Knoblauchpulver, Limettensaft, Salz und Pfeffer in einer kleinen Schüssel verquirlen.

4. Gießen Sie die Gewürz-Limetten-Mischung über die Garnelen und das Gemüse und vermengen Sie sie gleichmäßig.

5. Garnelen und Gemüse in einer einzigen Schicht auf einem Blech verteilen.

6. Im vorgeheizten Ofen 10–12 Minuten rösten, bis die Garnelen undurchsichtig und das Gemüse zart sind.

7. Mit frischem Koriander garnieren.

Serviervorschläge:

- Servieren Sie die Limetten-Garnelen-Fajitas in warmen Tortillas. Mit Ihren Lieblingszutaten wie Salsa, Guacamole und einem Klecks griechischem Joghurt belegen. Genießen Sie ein schnelles und schmackhaftes Abendessen mit minimalem Reinigungsaufwand.

Hühnersuppe mit Blumenkohlknödel

- **Vorbereitungszeit:** 40 Minuten

- **Dient**: 6

Zutaten:

- 1 Pfund Hähnchenbrust ohne Knochen und Haut, gewürfelt

- 1 Zwiebel, fein gehackt

- 2 Karotten, geschält und in Scheiben geschnitten

- 2 Selleriestangen, in Scheiben geschnitten

- 3 Knoblauchzehen, gehackt

- 8 Tassen Hühnerbrühe (natriumarm)

- 1 Teelöffel getrockneter Thymian

- 1 Teelöffel getrockneter Rosmarin

- Salz und Pfeffer nach Geschmack

Für Blumenkohlknödel:

- 1/2 Kopf Blumenkohl, gerieben

- 1/2 Tasse Mandelmehl

- 2 Eier

- 2 Esslöffel gehackte frische Petersilie

- 1/2 Teelöffel Knoblauchpulver

- Salz und Pfeffer nach Geschmack

Nährwert-Information: Kalorien: 220 | Protein: 25g | Fett: 8g | Kohlenhydrate: 12g | Ballaststoffe: 5g

Anweisungen:

1. Gehackte Zwiebeln, Karotten und Sellerie in einem großen Topf anbraten, bis sie weich sind.

2. Gehackten Knoblauch und gewürfeltes Hähnchen dazugeben und kochen, bis das Hähnchen gebräunt ist.

3. Mit Hühnerbrühe aufgießen, getrockneten Thymian, getrockneten Rosmarin, Salz und Pfeffer hinzufügen und zum Kochen bringen.

4. Geriebenen Blumenkohl, Mandelmehl, Eier, gehackte Petersilie, Knoblauchpulver, Salz und Pfeffer in einer Rührschüssel zu einem Teig vermengen.

5. Aus der Blumenkohlmischung kleine Knödel formen und in die kochende Suppe geben.

6. Weitere 15–20 Minuten kochen, bis die Knödel gar sind.

7. Je nach Geschmack würzen.

Serviervorschläge:

- Garnieren Sie die Suppe vor dem Servieren mit extra frischer Petersilie. Diese Hühnersuppe mit Blumenkohlknödeln ist eine beruhigende und

Marokkanischer Lammeintopf mit Aprikosen und Mandeln

- **Vorbereitungszeit**: 2 Stunden
- **Dient:** 6

Zutaten:

- 2 Pfund Lammeintopffleisch, gewürfelt
- 2 Zwiebeln, fein gehackt
- 3 Karotten, geschält und in Scheiben geschnitten
- 3 Knoblauchzehen, gehackt
- 1 Tasse getrocknete Aprikosen, halbiert
- 1/2 Tasse Mandelblättchen, geröstet
- 4 Tassen Rinder- oder Lammbrühe (natriumarm)
- 1 Dose (14 oz) gewürfelte Tomaten, nicht abgetropft
- 2 Teelöffel gemahlener Kreuzkümmel

- 2 Teelöffel gemahlener Koriander

- 1 Teelöffel gemahlener Zimt

- 1/2 Teelöffel gemahlener Ingwer

- Salz und Pfeffer nach Geschmack

- Frischer Koriander zum Garnieren

- Gekochter Quinoa oder Couscous zum Servieren

Nährwert-Information: Kalorien: 380 | Protein: 28g | Fett: 15g | Kohlenhydrate: 30g | Faser: 6g

Anweisungen:

1. In einem großen Topf das Lammeintopffleisch bei mittlerer Hitze anbraten, bis es gleichmäßig angebraten ist.

2. Gehackte Zwiebeln und geschnittene Karotten hinzufügen und anbraten, bis das Gemüse weich ist.

3. Gehackten Knoblauch, gemahlenen Kreuzkümmel, gemahlenen Zimt, gemahlenen Koriander, gemahlenen Ingwer, Salz und Pfeffer unterrühren.

4. Mit Rinder- oder Lammbrühe aufgießen, gewürfelte Tomaten und deren Saft dazugeben und zum Kochen bringen.

5. Getrocknete Aprikosen hinzufügen und 1,5 bis 2 Stunden weiter köcheln lassen, bis das Lammfleisch zart ist.

6. Mandelblättchen in einer trockenen Pfanne rösten, bis sie goldbraun sind.

7. Servieren Sie den marokkanischen Lammeintopf mit gekochtem Quinoa oder Couscous.

8. Mit gerösteten Mandeln und frischem Koriander garnieren.

Serviervorschläge:

- Genießen Sie diesen reichhaltigen und würzigen marokkanischen Lammeintopf mit gedünstetem Gemüse oder einem frischen grünen Salat. Die Kombination aus Gewürzen, zartem Lammfleisch und süßen Aprikosen ergibt eine köstliche und sättigende Mahlzeit.

Gebackener Kabeljau mit Zitrone und Kapern

- **Vorbereitungszeit:** 25 Minuten
- **Dient:** 4

Zutaten:

- 4 Kabeljaufilets
- 2 Esslöffel Olivenöl
- 2 Esslöffel frischer Zitronensaft
- 2 Teelöffel Kapern, abgetropft
- 2 Knoblauchzehen, gehackt
- 1 Teelöffel getrockneter Oregano
- Salz und Pfeffer nach Geschmack
- Zitronenscheiben zum Garnieren
- Gehackte frische Petersilie zum Garnieren

Nährwert-Information: Kalorien: 220 | Protein: 28g | Fett: 10g | Kohlenhydrate: 1g | Faser: 0g

Anweisungen:

- Heizen Sie den Ofen auf 400 °F (200 °C) vor.

- Die Kabeljaufilets in eine Auflaufform legen.

- Olivenöl, Zitronensaft, Kapern, gehackten Knoblauch, getrockneten Oregano, Salz und Pfeffer in einer kleinen Schüssel verquirlen.

- Gießen Sie die Zitronen-Kapern-Mischung über die Kabeljaufilets und achten Sie darauf, dass diese gut bedeckt sind.

- Im vorgeheizten Ofen 15–18 Minuten backen oder bis der Kabeljau undurchsichtig ist und sich leicht lösen lässt.

- Mit Zitronenscheiben und fein gehackter frischer Petersilie dekorieren.

Serviervorschläge:

- Servieren Sie den gebackenen Kabeljau mit geröstetem Gemüse oder gedünstetem Spargel. Dieses leichte und aromatische Gericht ist die perfekte Option für ein schnelles und gesundes Abendessen.

Cremige Pilz-Spinat-Pasta

- **Vorbereitungszeit:** 30 Minuten

- **Dient:** 4

Zutaten:

- 8 Unzen glutenfreie Nudeln

- 2 Esslöffel Olivenöl

- 1 Zwiebel, fein gehackt

- 2 Knoblauchzehen, gehackt

- 8 Unzen Cremini-Pilze, in Scheiben geschnitten

- 4 Tassen Babyspinat

- 1 Tasse ungesüßte Mandelmilch

- 2 Esslöffel Nährhefe

- 1 Teelöffel getrockneter Thymian

- Salz und Pfeffer nach Geschmack

- Frische Petersilie zum Garnieren

- Geriebener Parmesan (optional)

Nährwert-Information: Kalorien: 320 | Protein: 10g | Fett: 12g | Kohlenhydrate: 45g | Faser: 6g

Anweisungen:

1. Die glutenfreien Nudeln nach Packungsanleitung kochen, abgießen und beiseite stellen.
2. In einer großen Pfanne Olivenöl bei mittlerer Hitze erhitzen, gehackte Zwiebeln hinzufügen und glasig anbraten.
3. Den gehackten Knoblauch und die in Scheiben geschnittenen Cremini-Pilze hinzufügen und kochen, bis die Pilze goldbraun sind.
4. Babyspinat einrühren und kochen, bis er zusammenfällt.
5. Ungesüßte Mandelmilch, Nährhefe, getrockneten Thymian, Salz und Pfeffer hinzufügen und 5 Minuten köcheln lassen, bis die Sauce eindickt.
6. Die gekochten Nudeln in die Pfanne geben und mit der cremigen Pilz-Spinat-Sauce bestreichen.
7. Mit frischer Petersilie und nach Belieben geriebenem Parmesan garnieren.

- Servieren Sie diese cremigen Pilz-Spinat-Nudeln mit einem Beilagensalat oder gedünstetem Brokkoli. Die Mandelmilch sorgt für eine köstliche Cremigkeit ohne Milchprodukte und eignet sich daher für die Hashimoto-Diät.

Würzige Garnelen-Kohl-Pfanne

- **Vorbereitungszeit:** 20 Minuten
- **Dient**: 4

Zutaten:

- 1 Pfund große Garnelen, geschält und entdarmt
- 1 kleiner Grünkohl, in dünne Scheiben geschnitten
- 1 rote Paprika, in dünne Scheiben geschnitten
- 1 gelbe Paprika, in dünne Scheiben geschnitten
- 1 Karotte, Julienne
- 2 Esslöffel Sesamöl
- 3 Esslöffel Tamari oder glutenfreie Sojasauce

- 1 Esslöffel Reisessig

- 1 Esslöffel Sriracha-Sauce

- 2 Knoblauchzehen, gehackt

- 1 Teelöffel geriebener frischer Ingwer

- 2 Frühlingszwiebeln, in Scheiben geschnitten

- Sesamsamen zum Garnieren

Nährwert-Information: Kalorien: 250 | Protein: 24g | Fett: 10g | Kohlenhydrate: 15g | Ballaststoffe: 5g

Anweisungen:

1. Sesamöl in einem großen Wok oder einer Pfanne bei mittlerer bis hoher Hitze erhitzen.

2. Geben Sie die Garnelen hinzu und braten Sie sie 2-3 Minuten lang an, bis sie rosa werden. Nehmen Sie die Garnelen aus der Pfanne und stellen Sie sie beiseite.

3. In dieselbe Pfanne geschnittenen Kohl, Paprika und Julienne-Karotten geben und 5–7 Minuten unter Rühren braten, bis das Gemüse zart-knusprig ist.

4. Tamari oder glutenfreie Sojasauce, Reisessig, Sriracha-Sauce, gehackten Knoblauch und geriebenen Ingwer in einer kleinen Schüssel verquirlen.

5. Gießen Sie die Soße über das Gemüse und vermengen Sie es, bis es gleichmäßig bedeckt ist.

6. Geben Sie die gekochten Garnelen zurück in die Pfanne und braten Sie sie weitere 2 Minuten lang an.

7. Mit geschnittenen Frühlingszwiebeln und Sesamkörnern dekorieren.

Serviervorschläge:

- Servieren Sie diese würzige Garnelen-Kohl-Pfanne mit Blumenkohlreis oder Quinoa für ein sättigendes und geschmackvolles Abendessen. Passen Sie den Sriracha-Gehalt an Ihre Gewürzvorlieben an.

Lachs aus der Pfanne und Bok Choy

- **Vorbereitungszeit:** 25 Minuten

- **Dient:** 4

Zutaten:

- 4 Lachsfilets

- 4 Baby-Pak Choi, halbiert

- 1 rote Paprika, in Scheiben geschnitten

- 1 gelbe Paprika, in Scheiben geschnitten

- 2 Esslöffel Sesamöl

- 2 Esslöffel glutenfreie Sojasauce

- 1 Esslöffel Honig oder Ahornsirup

- 1 Esslöffel Reisessig

- 1 Teelöffel geriebener frischer Ingwer

- 2 Knoblauchzehen, gehackt

- Sesamsamen zum Garnieren

- Geschnittene Frühlingszwiebeln zum Garnieren

Nährwert-Information: Kalorien: 320 | Protein: 28g | Fett: 15g | Kohlenhydrate: 15g | Faser: 4g

Anweisungen:

1. Heizen Sie den Ofen auf 400 °F (200 °C) vor.

2. Sesamöl, glutenfreie Sojasauce, Honig oder Ahornsirup, Reisessig, geriebenen Ingwer und gehackten Knoblauch in einer kleinen Schüssel verquirlen, um die Marinade herzustellen.

3. Lachsfilets, halbierten Baby-Pak Choi und geschnittene Paprika auf ein Blech legen.

4. Lachs, Pak Choi und Paprika mit der Marinade bestreichen.

5. Im vorgeheizten Ofen 15–18 Minuten rösten, bis der Lachs gar ist und leicht zerfällt.

6. Mit Sesamkörnern und geschnittenen Frühlingszwiebeln dekorieren.

Serviervorschläge:

- Servieren Sie den Blechlachs und den Pak Choi über braunem Reis oder Quinoa. Für zusätzlichen Geschmack vor dem Servieren die restliche Marinade über das Gericht träufeln. Genießen Sie dieses einfache und nahrhafte Abendessen mit minimalem Reinigungsaufwand.

Gewürzte Paranüsse

- **Vorbereitungszeit:** 15 Minuten

- **Dient**: 6

Zutaten:

- 2 Tassen rohe Paranüsse

- 1 Esslöffel Kokosöl, geschmolzen

- 1 Teelöffel gemahlener Kreuzkümmel

- 1/2 Teelöffel geräuchertes Paprikapulver

- 1/4 Teelöffel Cayennepfeffer

- 1 Teelöffel Meersalz

Nährwert-Information: Kalorien: 220 | Protein: 4g | Fett: 23g | Kohlenhydrate: 4g | Ballaststoffe: 2g

Anweisungen:

1. Den Backofen auf 350°F (180°C) vorheizen.

2. In einer Schüssel Paranüsse mit geschmolzenem Kokosöl, geräuchertem Paprika, gemahlenem Kreuzkümmel, Cayennepfeffer und Meersalz vermengen, bis eine gleichmäßige Schicht entsteht.

3. Die gewürzten Paranüsse in einer Schicht auf einem Backblech verteilen.

4. Im vorgeheizten Backofen 10–12 Minuten rösten, dabei nach der Hälfte der Zeit umrühren.

5. Aus dem Ofen nehmen und die Nüsse vor dem Servieren vollständig abkühlen lassen.

Serviervorschläge:

- Servieren Sie diese gewürzten Paranüsse pur als knusprigen und aromatischen Snack oder mischen Sie sie in eine Studentenfuttermischung mit Trockenfrüchten und Samen. Genießen Sie es mit Ihrem Lieblingskräutertee oder als Vorspeise vor dem Abendessen.

Vegetarische Nachos

- **Vorbereitungszeit:** 20 Minuten

- **Dient:** 4

Zutaten:

- 1 mittelgroße Süßkartoffel, in dünne Scheiben geschnitten

- 1 Esslöffel Olivenöl

- 1 Teelöffel gemahlener Kreuzkümmel

- 1 Teelöffel Chilipulver

- 1/2 Teelöffel Knoblauchpulver

- 1/2 Teelöffel Paprika

- 1/4 Teelöffel Meersalz

- 1 Tasse Kirschtomaten, halbiert

- 1/2 Tasse schwarze Bohnen, gekocht und abgetropft

- 1/4 Tasse geschnittene schwarze Oliven

- 1/4 Tasse gewürfelte rote Zwiebel

- 1/4 Tasse gehackter frischer Koriander

- Guacamole und Salsa zum Servieren

Nährwert-Information: Kalorien: 180 | Protein: 5g | Fett: 8g | Kohlenhydrate: 25g | Faser: 6g

Anweisungen:

1. Heizen Sie den Ofen auf 400 °F (200 °C) vor.

2. In einer Schüssel Süßkartoffelscheiben mit Olivenöl, gemahlenem Kreuzkümmel, Chilipulver, Knoblauchpulver, Paprika und Meersalz vermengen, bis sie bedeckt sind.

3. Ordnen Sie die gewürzten Süßkartoffelscheiben in einer Schicht auf einem Backblech an.

4. Im vorgeheizten Ofen 15–18 Minuten backen oder bis die Süßkartoffeln knusprig und goldbraun sind.

5. Aus dem Ofen nehmen und mit Kirschtomaten, schwarzen Oliven, schwarzen Bohnen, roten Zwiebeln und frischem Koriander belegen.

6. Servieren Sie die vegetarischen Nachos mit Guacamole und Salsa.

Serviervorschläge:

- Genießen Sie diese vegetarischen Nachos als gesunden und geschmackvollen Snack. Passen Sie die Toppings nach Ihren Wünschen an und fügen Sie für zusätzliche Cremigkeit auch milchfreien Käse oder Joghurt hinzu.

Thunfisch in Avocado-Booten

- **Vorbereitungszeit:** 10 Minuten

- **Dient:** 2

Zutaten:

- 1 Dose (5 oz) Thunfisch, abgetropft

- 2 reife Avocados, halbiert und entkernt

- 1/4 Tasse rote Paprika, gewürfelt

- 1/4 Tasse Gurke, gewürfelt

- 2 Esslöffel rote Zwiebel, fein gehackt

- 1 Esslöffel frischer Koriander, gehackt

- Saft von 1 Limette

- Salz und Pfeffer nach Geschmack

Nährwert-Information: Kalorien: 280 | Protein: 18g | Fett: 20g | Kohlenhydrate: 15g | Ballaststoffe: 10 g

Anweisungen:

- Thunfisch mit gewürfelter roter Paprika, Gurke, roten Zwiebeln, frischem Koriander, Limettensaft, Salz und Pfeffer in einer Schüssel vermischen.

- Aus jeder Avocadohälfte einen Teil des Fruchtfleisches herauslöffeln, um einen größeren Hohlraum für die Thunfischfüllung zu schaffen.

- Jede Avocadohälfte mit der Thunfischmischung füllen und gleichmäßig verteilen.

- Sofort servieren, nach Belieben mit zusätzlichem Koriander garniert.

Serviervorschläge:

Diese mit Thunfisch gefüllten Avocado-Schiffchen sind ein sättigender und proteinreicher Snack. Genießen Sie sie mit einer Beilage gemischtem Gemüse oder auf einem Bett aus Rucola für zusätzliche Frische.

Erdnussbutter-Toffee

- **Vorbereitungszeit:** 15 Minuten

- **Dient:** 12

Zutaten:

- 1 Tasse natürliche Erdnussbutter

- 1/2 Tasse Kokosöl, geschmolzen

- 1/4 Tasse Ahornsirup

* 1 Teelöffel Vanilleextrakt

* Prise Meersalz

Nährwert-Information: Kalorien: 160 | Protein: 4g | Fett: 14g | Kohlenhydrate: 6g | Ballaststoffe: 1g

Anweisungen:

1. Mischen Sie in einer Schüssel natürliche Erdnussbutter, geschmolzenes Kokosöl, Ahornsirup, Vanilleextrakt und eine Prise Meersalz, bis alles gut vermischt ist.

2. Eine kleine Auflaufform mit Backpapier auslegen.

3. Gießen Sie die Erdnussbuttermischung in die Form und verteilen Sie sie gleichmäßig.

4. Stellen Sie die Form für 1–2 Stunden oder bis der Fudge fest ist in den Gefrierschrank.

5. Sobald der Fudge fest ist, schneiden Sie ihn in Quadrate.

6. Bis zum Servieren im Kühlschrank oder Gefrierschrank aufbewahren.

Serviervorschläge:

* Genießen Sie diesen Erdnussbutterfondant als süße Leckerei ohne schlechtes Gewissen. Es ist

reichhaltig und sättigend, was es zu einem perfekten Dessert oder Snack macht.

Paläo- und vegane Acai-Bowl

- **Vorbereitungszeit:** 10 Minuten

- **Dient:** 2

Zutaten:

- 2 Päckchen gefrorenes Acai-Püree

- 1/2 Tasse ungesüßte Mandelmilch

- 1 reife Banane, gefroren

- 1/2 Tasse gemischte Beeren (Erdbeeren, Blaubeeren, Himbeeren)

- Belag: Bananenscheiben, Kokosraspeln, Chiasamen, Müsli

Nährwert-Information: Kalorien: 220 | Protein: 4g | Fett: 12g | Kohlenhydrate: 26g | Faser: 7g

Anweisungen:

1. Gefrorenes Acai-Püree, gefrorene Banane, gemischte Beeren und ungesüßte Mandelmilch in einem Mixer vermischen.

2. Mischen Sie, bis eine glatte und cremige Konsistenz entsteht, und fügen Sie bei Bedarf mehr Mandelmilch hinzu, um eine dicke, aber gießbare Konsistenz zu erhalten.

3. Gießen Sie die Acai-Mischung in Schüsseln.

4. Mit Bananenscheiben, Kokosraspeln, Chiasamen und Müsli belegen.

5. Sofort servieren und genießen!

Serviervorschläge:

- Acai-Bowls sind vielseitig und Sie können die Beläge ganz nach Ihren Wünschen anpassen. Diese erfrischende und nährstoffreiche Schüssel ist eine köstliche Snack- oder Frühstücksoption.

Getränke/Getränke für die Hashimoto-Diät

Selleriesaft

- **Vorbereitungszeit:** 10 Minuten

- **Dient:** 1

Zutaten:

- 1 Bund Bio-Sellerie

Nährwert-Information: Kalorien: 10 | Protein: 1g | Fett: 0g | Kohlenhydrate: 2g | Ballaststoffe: 1g

Anweisungen:

1. Waschen Sie den Sellerie gründlich unter kaltem Wasser, um Schmutz und Ablagerungen zu entfernen.
2. Schneiden Sie die Basis und die Spitzen des Selleries ab und lassen Sie die Stängel intakt.
3. Verarbeiten Sie die Selleriestangen mit einem hochwertigen Entsafter, um den Saft zu extrahieren.
4. Gießen Sie den frischen Selleriesaft in ein Glas und entfernen Sie das Fruchtfleisch.

5. Für eine optimale Wirkung trinken Sie den Selleriesaft sofort auf nüchternen Magen.

Serviervorschläge:

- Verbrauchen Sie morgens Selleriesaft, bevor Sie etwas anderes essen oder trinken. Falls gewünscht, für zusätzlichen Geschmack einen Spritzer Zitronensaft hinzufügen. Es wird angenommen, dass der regelmäßige Verzehr von Selleriesaft potenzielle gesundheitliche Vorteile hat, einschließlich einer verbesserten Verdauung und Flüssigkeitszufuhr.

Apfelessig in Wasser

- **Vorbereitungszeit:** 5 Minuten
- **Dient:** 1

Zutaten:

- 1 Esslöffel Apfelessig
- 1 Tasse gefiltertes Wasser
- Optional: 1 Teelöffel Honig

Nährwert-Information: Kalorien: 5 | Protein: 0g | Fett: 0g | Kohlenhydrate: 1g | Faser: 0g

Anweisungen:

- Apfelessig und gefiltertes Wasser in einem Glas vermischen.

- Fügen Sie nach Wunsch Honig hinzu, um die Mischung zu süßen.

- Gut umrühren, bis der Apfelessig vollständig mit Wasser vermischt ist.

- Verzehren Sie die Mischung langsam, vorzugsweise vor den Mahlzeiten.

Serviervorschläge:

- Genießen Sie Apfelessig in Wasser als erfrischendes Getränk vor den Mahlzeiten. Es wird angenommen, dass diese Zubereitung die Verdauung fördert und verschiedene gesundheitliche Vorteile bieten kann. Passen Sie den Honig je nach Geschmack an.

Heilpilztee

- **Vorbereitungszeit:** 15 Minuten

- **Dient**: 2

Zutaten:

- 2 Tassen heißes Wasser

- 1 Esslöffel getrocknete Chaga-Pilze

- 1 Esslöffel getrocknete Reishi-Pilze

- Optional: Honig oder Ahornsirup zum Süßen

Nährwert-Information: Kalorien: 5 | Protein: 0g | Fett: 0g | Kohlenhydrate: 1g | Faser: 0g

Anweisungen:

1. In einer Teekanne getrocknete Chaga- und Reishi-Pilze 10–15 Minuten in heißem Wasser ziehen lassen.

2. Den Tee abseihen, um Pilzreste zu entfernen.

3. Falls gewünscht, Honig oder Ahornsirup hinzufügen.

4. Den Heilpilztee in Tassen füllen und servieren.

Serviervorschläge:

- Genießen Sie diesen Heilpilztee als beruhigendes und immunstärkendes Getränk. Passen Sie die Süße Ihren Geschmacksvorlieben an. Aufgrund der potenziellen gesundheitlichen Vorteile, die mit Heilpilzen verbunden sind, sollten Sie sie regelmäßig konsumieren.

Zitronen-Ingwer-Wasser

- **Vorbereitungszeit**: 5 Minuten

- **Dient**: 1

Zutaten:

- 1 Tasse warmes Wasser

- 1 Esslöffel frischer Zitronensaft

- 1 Teelöffel frischer Ingwer, gerieben

- Optional: 1 Teelöffel Honig

Nährwert-Information: Kalorien: 5 | Protein: 0g | Fett: 0g | Kohlenhydrate: 2g | Faser: 0g

Anweisungen:

1. Kombinieren Sie warmes Wasser, frischen Zitronensaft und geriebenen Ingwer in einer Tasse.

2. Nach Belieben Honig zum Süßen hinzufügen.

3. Gründlich umrühren, bis alle Zutaten gut vermischt sind.

4. Lassen Sie die Aromen vor dem Trinken einige Minuten ziehen.

Serviervorschläge:

- Beginnen Sie Ihren Tag mit einer warmen Tasse Zitronen-Ingwer-Wasser, um die Verdauung zu fördern und für einen erfrischenden Geschmacksexplosion zu sorgen. Passen Sie den Honig an Ihren Geschmack an.

Matcha Latte

- **Vorbereitungszeit:** 5 Minuten

- **Dient:** 1

Zutaten:

- 1 Teelöffel Matcha-Pulver

- 1 Tasse Mandelmilch (oder eine beliebige Milch Ihrer Wahl)

- 1 Teelöffel Honig oder Ahornsirup (optional)

Nährwert-Information: Kalorien: 30 | Protein: 2g | Fett: 2g | Kohlenhydrate: 1g | Ballaststoffe: 1g

Anweisungen:

1. In einer kleinen Schüssel Matcha-Pulver mit etwas
   heißem Wasser verquirlen, bis eine glatte Paste
   entsteht.

2. Mandelmilch in einem Topf oder in der Mikrowelle
   erhitzen, bis sie warm, aber nicht kocht.

3. Gießen Sie die warme Mandelmilch über die
   Matcha-Paste.

4. Für die Süße können Sie nach Belieben Honig oder
   Ahornsirup hinzufügen.

5. Die Mischung schaumig schlagen.

6. In eine Tasse füllen und Ihren Matcha-Latte
   genießen.

Serviervorschläge:

- Genießen Sie die beruhigenden und
  antioxidantienreichen Eigenschaften von Matcha,
  indem Sie es in einen Latte integrieren. Passen Sie
  die Süße nach Ihren Wünschen an und
  experimentieren Sie zur Abwechslung mit
  verschiedenen pflanzlichen Milchoptionen.

KAPITEL 3

30-Tage-Speiseplan für die Hashimoto-Diät

Bitte beachten Sie, dass der bereitgestellte Speiseplan ein Beispiel ist und nicht als Empfehlung zum Verzehr aller aufgeführten Rezepte an einem einzigen Tag interpretiert werden sollte.

Dieser Speiseplan soll Inspiration und Anleitung für eine gesunde Mahlzeitenzubereitung bieten. Sie können diesen Plan jederzeit an Ihre Vorlieben und Ernährungsbedürfnisse anpassen.

Tag 1:

- **Frühstück**: Frühstücksmuffins mit Gemüse und Putenwurst
- **Mittagessen**: Spaghettikürbis mit Fleischbällchen und Tomatensauce
- **Abendessen**: Blechpfanne-Limetten-Garnelen-Fajitas
- **Getränk**: Ingwer-Kurkuma-Tee

Tag 2:

- **Frühstück**: Eier mit sautierten Schalotten und Gemüse
- **Mittagessen**: Taco-Salat mit Hackfleisch
- **Abendessen**: Hühnersuppe mit Blumenkohlknödel
- **Getränk**: Zitronen-Ingwer-Wasser

Tag 3:

- **Frühstück**: Kokoscremeschale mit frischen Beeren
- **Mittagessen**: Mediterrane Quinoa-Bowl
- **Abendessen**: Marokkanischer Lammeintopf mit Aprikosen und Mandeln
- **Getränk**: Matcha Latte

Tag 4:

- **Frühstück**: Gnocchi mit Rucola-Pesto
- **Mittagessen**: Gemüse- und Bohnen-Chili
- **Abendessen**: Gebackener Kabeljau mit Zitrone und Kapern
- **Getränk**: Beeren-Protein-Smoothie

Tag 5:

- **Frühstück**: Brunnenkressesalat mit Hähnchenbrust

- **Mittagessen**: Butternusskürbis-Grünkohl-Suppe

- **Abendessen**: Cremige Pilz- und Spinatnudeln

- **Getränk**: Kakao-Mandelmilch

Tag 6:

- **Frühstück**: Grünkohl-, Kimchi- und Applegate-Frühstückswürste

- **Mittagessen**: Gebratener Lachs mit Spargel und Zitrone

- **Abendessen**: Scharfe Garnelen-Kohl-Pfanne

- **Getränk**: Hibiskus-Eistee

Tag 7:

- **Frühstück**: Glutenfreier Hafer mit wilden Blaubeeren

- **Mittagessen**: Rucola-, Birnen- und Rübensalat mit Mandeln

- **Abendessen**: Lachs aus der Pfanne und Bok Choy

- **Getränk**: Matcha Latte

Tag 8:

- **Frühstück**: Frühstücksmuffins mit Gemüse und Putenwurst

- **Mittagessen**: Spaghettikürbis mit Fleischbällchen und Tomatensauce

- **Abendessen**: Cremige Pilz- und Spinatnudeln

- **Getränk**: Golden Milk Latte

Tag 9:

- **Frühstück**: Eier mit sautierten Schalotten und Gemüse
- **Mittagessen**: Mediterrane Quinoa-Bowl
- **Abendessen**: Hühnersuppe mit Blumenkohlknödeln
- **Getränk**: Beeren-Protein-Smoothie

Tag 10:

- **Frühstück**: Kokoscremeschale mit frischen Beeren
- **Mittagessen**: Gemüse- und Bohnen-Chili
- **Abendessen**: Gebackener Kabeljau mit Zitrone und Kapern
- **Getränk**: Kakao-Mandelmilch

Tag 11:

- **Frühstück**: Gnocchi mit Rucola-Pesto
- **Mittagessen**: Butternusskürbis-Grünkohl-Suppe
- **Abendessen**: Marokkanischer Lammeintopf mit Aprikosen und Mandeln
- **Getränk**: Zitronen-Ingwer-Wasser

Tag 12:

- **Frühstück**: Brunnenkressesalat mit Hähnchenbrust

- **Mittagessen**: Taco-Salat mit Hackfleisch

- **Abendessen**: Blechpfanne-Limetten-Garnelen-Fajitas

- **Getränk**: Matcha Latte

Tag 13:

- **Frühstück**: Grünkohl-, Kimchi- und Applegate-Frühstückswürste

- **Mittagessen**: Gebratener Lachs mit Spargel und Zitrone

- **Abendessen**: Scharfe Garnelen-Kohl-Pfanne

- **Getränk**: Ingwer-Kurkuma-Tee

Tag 14:

- **Frühstück**: Glutenfreier Hafer mit wilden Blaubeeren

- **Mittagessen**: Rucola-, Birnen- und Rübensalat mit Mandeln

- **Abendessen**: Lachs aus der Pfanne und Bok Choy

- **Getränk**: Hibiskus-Eistee

Tag 15:

- **Frühstück**: Frühstücksmuffins mit Gemüse und Putenwurst

- **Mittagessen**: Spaghettikürbis mit Fleischbällchen und Tomatensauce

- **Abendessen**: Cremige Pilz- und Spinatnudeln

- **Getränk**: Golden Milk Latte

Tag 16:

- **Frühstück**: Eier mit sautierten Schalotten und Gemüse

- **Mittagessen**: Mediterrane Quinoa-Bowl

- **Abendessen**: Hühnersuppe mit Blumenkohlknödel

- **Getränk**: Beeren-Protein-Smoothie

Tag 17:

- **Frühstück**: Kokoscremeschale mit frischen Beeren

- **Mittagessen**: Gemüse- und Bohnen-Chili

- **Abendessen**: Gebackener Kabeljau mit Zitrone und Kapern

- **Getränk**: Kakao-Mandelmilch

Tag 18:

- **Frühstück**: Gnocchi mit Rucola-Pesto

- **Mittagessen**: Butternusskürbis-Grünkohl-Suppe

- **Abendessen**: Marokkanischer Lammeintopf mit Aprikosen und Mandeln

- **Getränk**: Zitronen-Ingwer-Wasser

Tag 19:

- **Frühstück**: Brunnenkressesalat mit Hähnchenbrust

- **Mittagessen**: Taco-Salat mit Hackfleisch

- **Abendessen**: Blechpfanne-Limetten-Garnelen-Fajitas

- **Getränk**: Matcha Latte

Tag 20:

- **Frühstück**: Grünkohl-, Kimchi- und Applegate-Frühstückswürste

- **Mittagessen**: Gebratener Lachs mit Spargel und Zitrone

- **Abendessen**: Scharfe Garnelen-Kohl-Pfanne

- **Getränk**: Ingwer-Kurkuma-Tee

Tag 21:

- **Frühstück**: Glutenfreier Hafer mit wilden Blaubeeren

- **Mittagessen**: Rucola-, Birnen- und Rübensalat mit Mandeln

- **Abendessen**: Lachs aus der Pfanne und Bok Choy

- **Getränk**: Matcha Latte

Tag 22:

- **Frühstück**: Frühstücksmuffins mit Gemüse und Putenwurst

- **Mittagessen**: Spaghettikürbis mit Fleischbällchen und Tomatensauce

- **Abendessen**: Cremige Pilz- und Spinatnudeln

- **Getränk**: Beeren-Protein-Smoothie

Tag 23:

- **Frühstück**: Eier mit sautierten Schalotten und Gemüse
- **Mittagessen**: Mediterrane Quinoa-Bowl
- **Abendessen**: Hühnersuppe mit Blumenkohlknödeln
- **Getränk**: Kakao-Mandelmilch

Tag 24:

- **Frühstück**: Kokoscremeschale mit frischen Beeren
- **Mittagessen**: Gemüse- und Bohnen-Chili
- **Abendessen**: Gebackener Kabeljau mit Zitrone und Kapern
- **Getränk**: Golden Milk Latte

Tag 25:

- **Frühstück**: Gnocchi mit Rucola-Pesto
- **Mittagessen**: Butternusskürbis-Grünkohl-Suppe
- **Abendessen**: Marokkanischer Lammeintopf mit Aprikosen und Mandeln
- **Getränk**: Zitronen-Ingwer-Wasser

Tag 26:

- **Frühstück**: Brunnenkressesalat mit Hähnchenbrust

- **Mittagessen**: Taco-Salat mit Hackfleisch

- **Abendessen**: Blechpfanne-Limetten-Garnelen-Fajitas

- **Getränk**: Matcha Latte

Tag 27:

- **Frühstück**: Grünkohl-, Kimchi- und Applegate-Frühstückswürste

- **Mittagessen**: Gebratener Lachs mit Spargel und Zitrone

- **Abendessen**: Scharfe Garnelen-Kohl-Pfanne

- **Getränk**: Ingwer-Kurkuma-Tee

Tag 28:

- **Frühstück**: Glutenfreier Hafer mit wilden Blaubeeren

- **Mittagessen**: Rucola-, Birnen- und Rübensalat mit Mandeln

- **Abendessen**: Lachs aus der Pfanne und Bok Choy

- **Getränk**: Hibiskus-Eistee

Tag 29:

- **Frühstück**: Frühstücksmuffins mit Gemüse und Putenwurst

- **Mittagessen**: Spaghettikürbis mit Fleischbällchen und Tomatensauce

- **Abendessen**: Cremige Pilz- und Spinatnudeln

- **Getränk**: Golden Milk Latte

Tag 30:

- **Frühstück**: Eier mit sautierten Schalotten und Gemüse

- **Mittagessen**: Mediterrane Quinoa-Bowl

- **Abendessen**: Hühnersuppe mit Blumenkohlknödel

- **Getränk**: Beeren-Protein-Smoothie

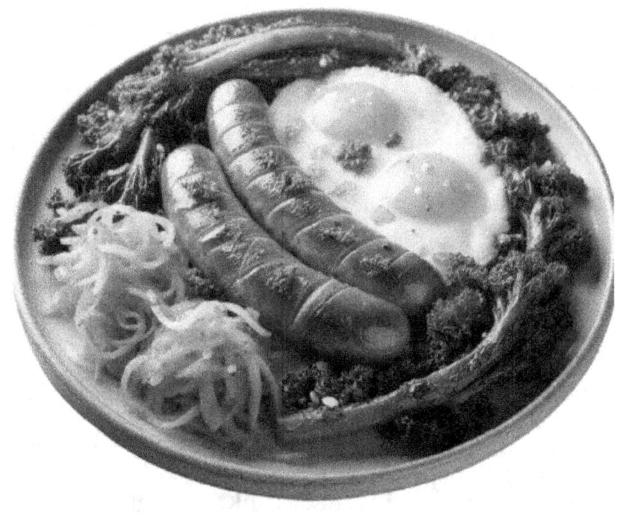

KAPITEL 4

Abschluss

Zusammenfassend lässt sich sagen, dass das „Hashimoto-Diät-Rezepte-Kochbuch" nicht nur eine Sammlung von Rezepten ist; Es handelt sich um eine kulinarische Reise, die darauf ausgelegt ist, Menschen auf ihrer Hashimoto-Diätreise zu stärken und zu nähren.

Die Prinzipien dieser Diät zu übernehmen ist nicht nur eine Verpflichtung zu einer gesünderen Ernährung; Es handelt sich um einen ganzheitlichen Wellness-Ansatz, der den komplexen Zusammenhang zwischen Ernährung und Schilddrüsengesundheit berücksichtigt.

In diesem Kochbuch haben wir die Grundprinzipien der Hashimoto-Diät erkundet und die Bedeutung nährstoffreicher, entzündungshemmender Lebensmittel verstanden, die die Schilddrüsenfunktion unterstützen.

Wir haben uns eingehend mit den Vorteilen dieses Ernährungsansatzes befasst und sein Potenzial zur Linderung von Symptomen und zur Verbesserung des allgemeinen Wohlbefindens hervorgehoben.

Die umfassende Einkaufsliste dient als wertvolles Hilfsmittel und vereinfacht die Auswahl von Zutaten, die den Grundsätzen der Hashimoto-Diät entsprechen.

Es ist ein Leitfaden, wie Sie Ihre Speisekammer und Ihren Kühlschrank in eine Nahrungsquelle verwandeln, die Ihren Gesundheitszielen entspricht.

Die vielfältigen Rezepte machen jede Mahlzeit zu einem genussvollen Erlebnis. Von schmackhaften Frühstücken bis hin zu sättigenden Abendessen und erfrischenden Getränken ist jedes Rezept ein Beweis für die Kreativität und Vielfalt, die im Rahmen der Hashimoto-Diät möglich ist.

Der 30-Tage-Speiseplan bietet einen strukturierten Ansatz zur Integration dieser Rezepte in Ihren Alltag und bietet einen Leitfaden für nachhaltiges und genussvolles Essen.

Es ist ein Tool, das Sie durch einen Monat mit abwechslungsreichen, köstlichen und ernährungsphysiologisch ausgewogenen Mahlzeiten führt und sicherstellt, dass Monotonie nie in Ihr kulinarisches Erlebnis eindringt.

Möge dieses Kochbuch eine Quelle der Inspiration, Ermächtigung und Transformation sein, während Sie sich auf dieses gastronomische Abenteuer einlassen. Genießen Sie die Aromen, nähren Sie Ihren Körper und genießen Sie die Reise zu einer optimalen Schilddrüsengesundheit.

Denken Sie daran, dass jedes Rezept ein Schritt hin zu einem gesünderen und glücklicheren Menschen ist – ein Beweis für das Potenzial für Wohlbefinden, das in den Entscheidungen steckt, die wir in unserer Küche treffen.

Auf eine strahlende Gesundheit, köstliche Mahlzeiten und den Weg zu einem erfüllten Leben mit der Hashimoto-Diät.

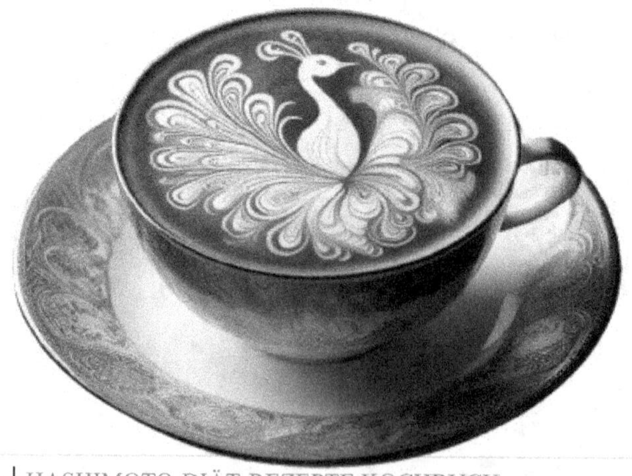

www.ingramcontent.com/pod-product-compliance
Lightning Source LLC
Chambersburg PA
CBHW051824250726
48659CB00005B/1654